ESSAI

SUR LES

ANGINES RHUMATISMALES ET GOUTTEUSES

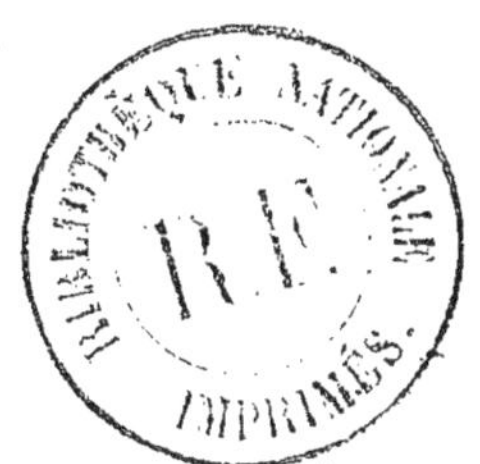

PAR

Jean de LAGOANÈRE,

Docteur en médecine de la Faculté de Paris,
Ancien interne-adjoint des hôpitaux de Bordeaux,
Lauréat de l'École de médecine de Bordeaux,
Externe des hôpitaux de Paris.

PARIS

V. ADRIEN DELAHAYE ET Cᵒ, LIBRAIRES-ÉDITEURS

Place de l'École-de-Médecine.

1876

ESSAI

SUR LES

ANGINES RHUMATISMALES ET GOUTTEUSES

PAR

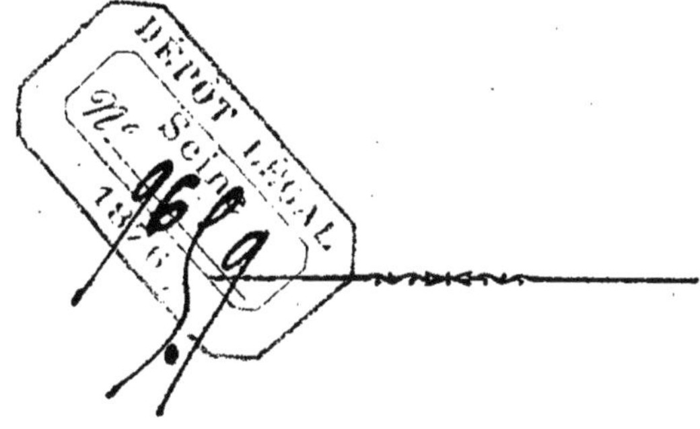

Jean de LAGOANÈRE,

Docteur en médecine de la Faculté de Paris,
Ancien interne-adjoint des hôpitaux de Bordeaux,
Lauréat de l'Ecole de médecine de Bordeaux,
Externe des hôpitaux de Paris.

PARIS

V. ADRIEN DELAHAYE ET C⁰, LIBRAIRES-ÉDITEURS

Place de l'École-de-Médecine.

—

1876

ESSAI

SUR LES

ANGINES RHUMATISMALES ET GOUTTEUSES

> « Le rhumatisme, par la diversité
> de ses formes, non moins que par
> ses rapides métastases, est un véri-
> table Protée. »
> CHOMEL et REQUIN. (Clinique
> médicale).

INTRODUCTION

Rien de ce qui touche, de près ou de loin, à la grande question du rhumatisme ne saurait être indifférent au praticien. Aussi a-t-on lieu de s'étonner que certains côtés de cette affection, d'autant plus intéressants qu'ils sont moins connus et plus contestés peut-être, restent dans un oubli presque absolu.

L'étude des relations du rhumatisme avec l'inflammation des muqueuses est, en effet, peu avancée. Si nous en exceptions les leçons cliniques de Trousseau et l'excellent traité de notre maître, le professeur Lasègue, l'histoire de l'angine rhumatismale, dont nous nous occupons, serait encore à faire. On comprend donc, sans peine, ces paroles et ces regrets du clinicien à l'endroit des angines en général, regrets si bien applicables à l'angine rhumatismale en particulier : « L'histoire des angines n'a épuisé ni la curio-

sité ni le zèle des observateurs. En dehors des traités généraux de pathologie et de quelques monographies peu
nombreuses, il n'existe pas un seul livre expressément
consacré à l'étude des maux de gorge. L'érudition occupe,
par conséquent, uue place plus que restreinte, et je doute
que, parmi les maladies communément observées, on en
trouve de plus fréquentes et de plus pauvrement dotées
que les angines. »

Peut-être, après un pareil aveu, est-il téméraire d'entreprendre une étude que d'autres, certainement plus auto-
risés, n'ont point voulu tenter ; mais nous espérons que,
dans ce modeste essai, nos maîtres verront, avant tout,
deux choses : notre bonne volonté et le légitime désir de
nous instruire.

DIVISION.

Nous divisons ce travail en deux parties : la première,
la plus importante, traite de l'angine rhumatismale ; la
seconde, simple appendice, de l'angine goutteuse.

I

DÉFINITION.

Par angines (*ango*), les Latins désignaient toute maladie qui « prenait au cou ».

Dans la suite, cette dénomination fut réservée à toute difficulté, dans la déglutition ou dans la respiration, dont la cause siégeait au-dessus des poumons et de l'estomac.

Aujourd'hui, enfin, on appelle angines les inflammations de l'arrière-bouche et du pharynx.

Ceci posé, qu'est-ce donc que l'angine rhumatismale ?

« On a décrit, disent Chomel et Blache, sous le nom *d'angina rheumatica, arthritica, rheumatismus faucium,* une variété de l'angine gutturale, caractérisée par des symptômes locaux peu intenses, à l'exception de la douleur qui est très-vive, et occupe, plus particulièrement, le voile du palais ; elle alterne ou coïncide avec des douleurs rhumatismales ou goutteuses. »

Afin d'éviter toute équivoque, en parlant de l'angine rhumatismale, nous ne prenons point le mot rhumatismal pour synonyme de fluxionnaire, car il est hors de doute qu'une angine peut se développer sous l'influence d'une fluxion, mais nous réservons l'épithète rhumatismale à l'angine qui, outre la congestion locale, s'accompagne des phénomènes typiques du rhumatisme articulaire aigu ou subaigu, dont elle est l'avant-coureur.

L'angine rhumatismale peut être aiguë, subaiguë ou chronique.

II

SYMPTOMATOLOGIE.

Forme aiguë. — Dans la grande majorité des cas, le rhumatisme de la gorge, l'angine rhumatismale, prélude au rhumatisme articulaire.

On l'observe dès la période d'incubation, à la période de début de l'attaque, avant l'apparition des autres manifestations. C'est elle qui constitue le premier avertissement, le plus souvent négligé ou méconnu. Quand elle disparaît, la scène change ; alors se développe l'ensemble des actes morbides plus sérieux et plus fixes qui appartiennent à la période d'état de la maladie . Dans certaines conditions, cependant, l'angine survient en même temps que le rhumatisme articulaire, ou durant la période d'état elle-même ; mais cette dernière circonstance, infiniment plus rare que les précédentes, constitue presque une exception.

Voici, du reste, comment les choses se passent : à la suite d'un refroidissement, ou même sans cause nettement appréciable, un individu, jusque là en parfaite santé, se sent pris tout à coup de courbature, de céphalalgie, de malaise fébrile plus ou moins prononcé, pendant une période prodromique qui n'a rien de fixe et varie de un à quatre jours. La fièvre, suivant le cas ordinaire, devance l'angine ou débute avec elle. L'acroissement ne se fait pas graduellement : l'invasion est subite, et dès lors, on reconnaît qu'il s'agit non plus d'une indisposition, mais d'une maladie. « C'est, dit M. le professeur Lasègue, un fait nouveau, indépendant des habitudes de la santé ; si bien que la prédisposition aux angines n'est pas plus un antécédent que les douleurs vagues dont tant de gens bien portants se plaignent ne constituent une aptitude au rhumatisme articulaire aigu. S'il existe une période prodromique, elle n'a pas de localisation, et n'est caractérisée que par les symptômes généraux. » Au reste, rien encore de particulier du côté des jointures qui puisse éveiller l'attention : point de douleur, pas la moindre gêne, pas de changement de couleur à la peau.

Quelques heures plus tard, après une nuit assez tranquille, le matin à son réveil par exemple, le malade ressentira un embarras douloureux très-marqué dans les mouvements naturels ou provoqués du voile du palais, avec ou sans irradiations vers les oreilles.

Quelquefois même, par une sorte de paralysie des muscles pharyngiens ou par l'exès de la douleur, la déglutition est entravée : elle devient difficile, presque impossible sans l'être néanmoins jamais entièrement. Puis les mouvements du cou sont douloureux, il peut y avoir un léger torticolis avec ou sans engorgement des ganglions sous-maxilliaires.

Ce fait n'a rien de constant ; il n'est pas fréquent et dépend ordinairement de la prédisposition individuelle.

A l'examen de la gorge, on constate une rougeur érythémateuse diffuse, occupant l'arrière bouche, avec un gonflement œdémateux variable, surtout au niveau de la luette, qui est tuméfiée et allongée. Celle-ci chatouille parfois la base de la langue de façon à déterminer une toux sèche et fatigante. Le pharynx est humide et surtout luisant, mais ne présente ordinairement point d'exsudation. Si le malade n'en est pas à sa première angine rhumatismale, il rapportera sans peine ses souffrances actuelles à celles qu'il a déjà ressenties, et établira lui-même le diagnostic avec autant et plus de sûreté que le meilleur clinicien.

Cependant la rougeur augmente sans que la fièvre suive cette marche ascendante, et de prime abord, on serait tenté de méconnaître l'affection et d'en faire un érysipèle, si l'on ne se rappelait qu'ici l'ensemble des symptômes généraux doit trancher la question : la fièvre est de moyenne intensité ; point de violent frisson initial, point de nausées, point de troubles gastriques.

Une fois nettement installée, l'angine se comporte de deux façons: ou elle se fixe et évolue sur place, ou bien elle se propage en déterminant du coryza, des maux d'oreilles, etc... Dans le cas de propagation, l'angine monte, et cela contrairement aux angines ordinaires, qui peuvent amener, consécutivement et par inflammation de voisinage, de la bronchite ou de la trachéo-bronchite. Je ne crois pas qu'il existe d'exemple prouvant la descente de l'angine rhumatismale vers le larynx.

Pendant cette évolution de la maladie, les voies digestives se maintiennent dans une situation satisfaisante : la langue seule, un peu sale et sèche au début, se dépouille rapidement. Après deux, trois, six ou huit jours, au plus, tout rentre dans l'ordre : la fièvre décline et tombe, la gêne douloureuse de la gorge disparaît ; plus d'angine. Le malade a tout lieu de se croire débarrassé de son indisposition. Il n'en est rien cependant. Les phénomènes de fluxion articulaire éclatent aussitôt, ou bien plusieurs jours s'écoulent, et à la suite de cette quasi-incubation, quand le malade semble guéri ou sur le point de l'être, il accuse la première apparition d'une douleur articulaire.

Avant de terminer cet article, nous citerons quelques lignes du professeur Trousseau sur le sujet qui nous occupe. On y verra exposées, avec toute l'autorité de la science, les considérations que nous cherchons à faire valoir.

« Un individu sujet aux douleurs rhumatismales prend un coup de froid. Au bout de quelques heures, il éprouve une douleur extrèmement vive dans la gorge, douleur telle,

qu'il peut à peine avaler uue goutte d'eau, et même sa salive; la déglutition de ces petites quantités de liquide étant
beaucoup plus pénible que celle d'un bol alimentaire. Cela
s'explique par ce fait que, pour chasser vers l'œsophage ces
petites quantités de liquide, les contractions du pharynx
doivent être nécessairemement plus énergiques que lorsqu'il
s'agit d'un corps plus volumineux sur lequel il a besoin
de moins se resserrer. L'examen des parties malades fait
voir l'intérieur du pharynx et le voile du palais d'un rouge
plus ou moins prononcé; la luette, envahie par l'inflammation, est œdématiée et s'est allongée. Tous ces phénomènes inflamatoires vont disparaître avec une grande rapidité, parce qu'ils sont fugaces, comme le sont en général
les affections de nature rhumatismale. Et, en effet, le lan-
demain du jour où cette angine si douloureuse se sera développée, la douleur aura cédé comme par enchantement,
en même temps qu'une autre douleur peut-être occupera
le cou, produisant le torticolis; puis, vingt-quatre heures
après, ce sera l'épaule qui sera prise. Le lendemain encore
le malade se plaindra d'un lumbago. Quant à l'angine, elle
aura duré trente ou quarante-huit heures. Si à son début
vous avez diagnostiqué une angine phlegmoneuse com
mençante, et que vous vous soyez empressé de mettre en
œuvre les moyens que la thérapeutique tient à votre dispo
sition, vous aurez beau jeu pour croire avoir arrêté court
cette prétendue angine phlegmoneuse. C'est parce qu'ils
avaient eu affaire à ces angines rhumatismales, que des
médecins ont pu se vanter de s'être ainsi rendus maîtres des
angines phlegmoneuses commençantes et de les avoir fait
avorter. Les malades qui ont eu plusieurs fois ces angines
distingueront aussi bien la douleur de l'angine rhumatis
male et celle de l'angine phlegmoneuse qu'un goutteux
distinguera sa douleur de goutte de la douleur d'une arthrite

arrivant accidentellement ; mais le médecin, je le répète, est incapable de les reconnaître dans les premiers moments de leurs apparition. »

OBSERVATION I (Personnelle).

Rhumatisme articulaire aigu. — Angine. — Pneumonie. — Endo-
péricardite.

Le 16 mai 1876, A... (Marie-Louise), âgé de 32 ans, domestique, né à Vertou (Loire-inférieure), domiciliée à Paris, entre à l'Hôtel-Dieu, salle Sainte-Anne, lit n° 30, pour un rhumatisme articulaire aigu.

Pas d'antécédents héréditaires chez la malade, qui éprouve pour la première fois, les phénomènes que nous allons étudier.

Depuis la veille au soir, presque toutes les grandes articulations, et, en particulier, les poignets, les genoux, les pieds, les épaules, sont le siége d'un gonflement inflammatoire considérable ; la douleur y est vive ; la peau est rouge et chaude (ouate autour des jointures).

Les sueurs sont abondantes, surtout la nuit.

Le soir, la température s'élève à 38°9. Le pouls petit, fréquent, donne 100 pulsations.

La malade ressent de violentes céphalées.

Au cœur, à la base et au premier temps, on perçoit un bruit de souffle doux, très-net ; à la pointe, le premier temps est également soufflant.

Mais ce ne sont point là les seules manifestations rhumatismales que nous avons à constater.

En même temps que la fluxion articulaire et brusquement, la malade a ressenti, dans la gorge, une gêne douloureuse qui s'irradie vers les oreilles, et s'exaspère au moindre mouvement de déglutition.

Autant que A..., clouée dans son lit, peut s'en rendre compte, les mouvements du cou sont difficiles et pénibles.

A l'examen de la gorge, nous observons une rougeur diffuse de toute l'arrière-bouche et un gonflement œdémateux de la muqueuse, principalement vers la luette. Celle-ci, tuméfiée, a subi un allongement tel que sa pointe vient presque titiller la base de la langue.

Les amygdales, les piliers, le voile du palais, participent à l'inflammation (gargarismes émollients).

Ces parties sont humides, mais ne présentent aucune trace d'exsudat.

Les ganglions sous-maxillaires ne sont point engorgés.

La dyspnée est intense ; la fièvre est vive, trop vive, pour que l'angine précédemment examinée, puisse en fournir l'explication.

Au reste, ces accidents ne se sont pas longtemps prolongés. Ils décroissent sensiblement et disparaissent quatre jours plus tard.

L'état général de la malade ne subit aucune modification notable les jours suivants.

Dans la nuit du 30 au 31 mai, la bouche devient sèche ; et le matin, on peut voir un semis de points blanchâtres recouvrir la langue. Sur le voile du palais, ce semis est si considérable qu'il y forme une véritable nappe.

Le papier de tournesol révèle une légère acidité du liquide buccal, mais nous n'avons pu nous assurer, au microscope, s'il existait ou non des traces de spores.

Le 2 juin, ces nouveaux phénomènes ont disparu et la malade ne ressent presque plus de douleurs articulaires. Mais on entend, au cœur, un bruit râpeux qui indique la formation d'une péricardite sèche. En outre, les deux poumons sont atteints de congestion attestée par un souffle bronchique et par des râles crépitants aux deux bases, surtout à gauche.

La toux quinteuse, pénible, éveillant une douleur sourde dans le parois de la poitrine, expulse des crachats visqueux, très-faiblement teintés de sang. En face d'une constitution rhumatisante aussi nettement accusée que celle dont nous retraçons l'histoire, il est évident que nous assistons à l'évolution du rhumatisme du poumon, décrit par la plupart des auteurs sous le nom de pneumonie rhumatismale.

Des vésicatoires sont appliqués, mais la maladie ne subit pas d'amélioration sensible.

Si la fluxion articulaire a cédé, la température ne se maintient pas moins élevée, et chaque soir ramène le mouvement fébrile.

Le 9 juin, au soir, la température est à 38°,2 ; le pouls donne 105 pulsations.

L'oppression, toujours énorme, s'explique facilement par l'état du cœur et des poumons.

Les battements cardiaques sont tumultueux, irréguliers ; outre le bruit de râpe, on perçoit un souffle rude, intense, qui couvre presque chaque révolution.

La stase sanguine accentue la dyspnée

On entend des râles crépitants dans presque toute la hauteur des poumons.

Le 12, pas de changement : la face est rouge, couverte de sueurs ; la malade se plaint vivement de son état.

Le 14, on entend un souffle tubaire intense au niveau de l'épine de l'omoplate, du côté gauche.

Cependant, ces divers accidents diminuent peu à peu.

Le 23. La malade se sent beaucoup mieux.

Tout état fébrile a disparu. Plus d'oppression.

L'appétit et les forces reviennent.

Le 30. La malade est à peu près débarrassée des divers accidents du rhumatisme si intense à l'évolution duquel nous avons assisté.

La péricardite subsiste avec tous les caractères de la plus franche chronicité.

L'insuffisance mitrale, définivement installée, se révèle par la persistance d'un bruit de souffle à la pointe et à gauche, par la déviation de la pointe du cœur à gauche, par l'hypertrophie du ventricule gauche, sans hypertrophie du ventricule droit.

OBSERVATION II (personnelle).

Rhumatisme articulaire aigu. — Purpura haemorrhagica. — Angine rhumatismale.

G... (Marceline), âgée de 30 ans, giletière, entre à l'Hôtel-Dieu, salle Sainte-Anne, lit n° 20, le 8 mai 1876.

La malade offre, par tout le corps, une éruption de nature particulière, et qu'il est difficile de rapporter aux affections cutanées connues. Cependant, certains caractères rapprochent cette éruption du purpura hœmorrhagica.

C'est, en effet, à une extravasation sanguine que nous avons affaire ; et cette extravasation, dont certaines plaques atteignent les dimensions d'une pièce de deux francs, a commencé par les bras, pour se continuer par l'abdomen, les cuisses, le dos, les jambes. Elle s'accompagne de démangeaisons, d'élevûres sensibles à l'œil nu, de rougeur qui ne s'efface pas sous la pression du doigt.

En outre, brusquement et après un léger malaise, la malade se

plaint d'une sensation de constriction à la gorge, de gêne dans la déglutition, d'une difficulté presque insurmontable à entr'ouvrir la
bouche. A l'examen de la gorge, on constate une rougeur érythémateuse diffuse, occupant les piliers antérieurs, le voile du palais, la
luette, les amygdales. En touchant ces différentes parties, on sent
comme un certain état velouté de la muqueuse, de l'œdème, et de
l'élévation de la température. La douleur rend difficile l'exploration
que nous avons dû recommencer à plusieurs reprises. Les gencives
présentent un liséré hémorrhagique.

A partir de ce moment, les phénomènes de fluxion articulaire se
sont nettement dessinés : les poignets deviennent douloureux, puis se
gonflent, et l'œdème gagne la face dorsale de la main. Après les poignets, les genoux, les pieds, les épaules, sont atteints. Le soir, la fièvre
est vive ; la nuit, les sueurs sont abondantes.

Le cœur reste intact. Pas d'antécédents héréditaires ou personnels.
Tandis que le rhumatisme articulaire poursuit son cours, les symptômes de l'angine diminuent d'intensité dès le second jour qui a
suivi leur apparition. Six jours plus tard, elle cède complètement,
sans laisser de traces.

Le 25 mai, l'éruption a disparu sur une bonne partie du corps ; les
douleurs articulaires sont de moins en moins vives.

Plus de fièvre, le soir : l'état général est bon.

Enfin, le 1er juin, la malade peut quitter l'hôpital, parfaitement
guérie.

De toutes les observations d'angine rhumatismale que
nous avons recueillies, la suivante, due à l'obligeance d'un
interne de nos amis, est certainement la plus typique.

OBSERVATION III.

Trois attaques de rhumatisme articulaire aigu, chaque fois précédées
d'angine rhumatismale.

X..., âgée d'une trentaine d'années, a subi plusieurs attaques de
rhumatisme articulaire aigu : la première à l'âge de huit ans, la
seconde, quelques années plus tard ; en 1871, la dernière, enfin, il y a
deux ans.

Ces différentes fluxions articulaires ont été très-intenses et ont déterminé du côté du cœur, dans l'endocarde, en particulier, des altérations notables.

Mais le fait important, et sur lequel nous ne saurions trop appeler l'attention, c'est que chacun de ces trois mouvements fluxionnaires, sans exception, a été constamment précédé d'angine.

Celle-ci survenait brusquement, s'accompagnait de malaise, et durait de quatre à six jours.

Aussitôt après, apparaissaient les douleurs articulaires ; et ce fait était tellement net et constant, que le malade annonçait lui-même, grâce à l'angine prémonitoire, les phénomènes qui lui succédaient infailliblement.

Nous devons ajouter que X... n'a jamais eu que ces trois angines dont la nature rhumatismale est mise hors de doute par les circonstances que nous venons de rapporter.

OBSERVATION IV. (Personnelle.)

Rhumatisme articulaire aigu. — Endo-péricardite. — Angine
rhumatismale.

Le 25 mai 1876, S... (Jules), employé de commerce, âgé de 30 ans, entre à l'Hôtel-Dieu, salle Sainte-Jeanne, lit n° 7.

Le malade a eu une attaque de rhumatisme articulaire aigu, en 1871.

Actuellement, il se présente à nous dans l'état suivant.

Toutes les grandes articulations sont le siége d'un mouvement fluxionnaire intense, et cela depuis la veille. On constate, à leur niveau, du gonflement, de la rougeur, de la chaleur, de la douleur que fait naître le simple poids des couvertures (ouate autour des jointures).

Au cœur, on entend, à la base, au second temps, un bruit de souffle. A la pointe, au premier temps, nouveau bruit de souffle très-net; commencement d'endocardite et de péricardite.

Pas d'éruptions.

En outre, le malade se plaint de maux de gorge très-violents, qu'il ressent depuis l'apparition de ses douleurs articulaires.

La difficulté de déglution est excessive.

A l'examen de la gorge, on constate un léger gonflement de la muqueuse, dont la rougeur érythémateuse diffuse est surtout remarquable du côté gauche. Les piliers, le voile du palais, les amygdales, sont le siége d'une inflammation légère, que n'accompagne aucun exsudat.

Les ganglions sous-maxillaires ne sont pas engorgés; il existe seulement un peu de torticolis.

La bouche est sèche; la soif ardente.

La malade éprouve ces divers phénomènes pour la première fois (gargarismes émollients).

La température axillaire du 26 mai, au matin, donne 37°,9; le pouls, 80 pulsations.

Le soir, 38°,4; le pouls est à 95 pulsations.

La nuit, les sueurs sont abondantes.

Le 31 mai, la poitrine du malade est couverte d'une poussée de sudamina.

Depuis la veille, l'angine a complètement disparu.

Le 1er juin, le malade est pâle, inquiet, oppressé; l'état général est mauvais.

A la base des deux poumons, en arrière, on entend des râles souscrépitants.

La toux, fatigante, expulse des crachats visqueux.

On perçoit au cœur, à la base et au premier temps, un souffle doux que l'on retrouve dans les vaisseaux du cou (vin de quinquina. potion de Todd).

Les jours suivants, la situation du malade est à peu près stationnaire.

Enfin, le 12 juin, on constate une amélioration notable. Les articulations commencent à se dégager; la toux devient moins persistante; les bruits du cœur, excepté celui du premier temps de la base, sont moins intenses; la congestion pulmonaire diminue notablement.

Le 16 juin, les phénomènes morbides sont à peu près tous passés à l'état subaigu.

Le 3 juillet. Il reste au malade une grande faiblesse, attestée par son aspect anémique et par le bruit de souffle doux de la base du cœur. En outre, au premier temps et à la pointe, on perçoit un souffle, qui atteste les désordres persistants qu'a laissés après lui le rhumatisme, si intense, à l'évolution duquel nous avons assisté.

Le 7. Le malade quitte l'hôpital, avec tous les signes d'une insuffisance mitrale : persistance d'un bruit de souffle à la pointe et à gauche; déviation de la pointe du cœur à gauche; hypertrophie du ventricule gauche sans hypertrophie du ventricule droit.

OBSERVATION V (Personnelle).

Rhumatisme blennorrhagique. — Angine rhumatismale.

Le 10 juin 1876, P... (Achille-Louis), âgé de 47 ans, homme de peine, entre à l'Hôtel-Dieu, salle Sainte-Jeanne, n° 9.

Le malade nous raconte que le mardi, 6 juin, dans la journée, il a ressenti un léger mal de gorge qu'il ne lui est pas possible de rattacher à aucune cause bien déterminée. Ce phénomène s'est accompagné de malaise, d'un peu de fièvre, sans aucuns troubles gastriques. P..., qui est intelligent, a examiné sa gorge et a pu constater, au niveau de la luette, particulièrement douloureuse, et sur le voile du palais, une rougeur érythémateuse diffuse avec gonflement. La déglutition est pénible, mais s'effectue sans trop de douleur. Il n'y a point de traces d'exsudat. Il n'y a point eu d'irradiation vers les oreilles, point d'engorgement des ganglions sous-maxillaires, mais un peu de torticolis.

P... ne s'est nullement inquiété de ces divers symptômes qui ont commencé à décroître le jeudi 8, dans la matinée, pour disparaître complètement le soir.

A ce moment, le malade a éprouvé de vives douleurs dans les articulations du poignet et du coude gauches ; quelques heures plus tard, le pied, la main, le coude et l'épaule du côté droit ont été atteints à leur tour. Ces différentes parties, mais surtout le pied et le poigne droits, sont le siége d'une fluxion très-marquée. La peau y est rouge, tendue, chaude et douloureuse à la pression ; la face dorsale de la main et les parties molles qui recouvrent les deux malléoles du côté droit, présentent un gonflement œdémateux très-accusé.

Ces divers phénomènes s'accompagnent d'un mouvement fébrile peu intense et de sueurs assez abondantes.

C'est la première fois que P... est pris de douleur articulaires. (Bains de vapeur. Ouate autour des jointures.)

En découvrant le malade, nous constatons un léger écoulement blennorrhagique dont le début daterait de la première quinzaine de mai. (Opiat au cubèbe et au copahu.)

Rien de particulier au cœur. Le premier temps de la base est peut-être un peu prolongé.

Les jours suivants, l'amélioration s'accentue.

Le 21 juin. Le poignet droit, seul, présente encore un peu de tuméfaction. Point de réaction fébrile.

Le 1er juillet. L'écoulement blennorrhagique a cessé.

L'appétit est bon ; l'état général des plus satisfaisants.

Le 10 juillet. Toute fluxion articulaire a disparu. Il reste au malade un peu de raideur dans le poignet droit. (Bains sulfureux.)

Les deux observations suivantes ont été recueillies par M. Fernet : l'une, en 1862, dans le service de M. le professeur Monneret ; l'autre, en 1864, dans le service de M. Lasègue.

Observation VI.

Trois attaques de rhumatisme articulaire aigu. — Deux angines.

A... (Antoine), âgé de 36 ans, teinturier, entre à l'Hôtel-Dieu, le 28 juillet, salle Saint-Lazare, n° 4.

Cet homme a déjà eu, il y a cinq ans, un rhumatisme articulaire aigu, généralisé et intense, précédé pendant cinq ou six jours d'une angine gutturale : deux ans après, nouvelle angine qui le retient pendant dix jour à l'hôpital, mais n'est suivie d'aucune manifestation du côté des jointures.

Quand nous observons ce malade, c'est la troisième fois qu'il est pris de son angine. Celle-ci est intense ; les amygdales très-tuméfiées se touchent presque au niveau de la luette, la déglutition est presque impossible. Toute la gorge est le siége d'une rougeur luisante et d'un gonflement œdémateux; il n'y a ni points blancs, ni fausses membranes. La fièvre est vive (vomitifs, émollients).

Au bout de quatre jours, la résolution de l'angine est presque complète, la déglutition se fait sans douleur, mais le malade accuse des douleurs dans les genoux et les pieds. On voit se développer un rhumatisme articulaire et cardiaque intense, qni est assez mobile et irrégulier dans sa marche, bien qu'il ne présente aucune détermiuation nouvelle dans son cours ; la guérison n'est obtenue que vers le milieu de septembre, après six semaines de maladie.

Ainsi, chez ce malade, trois attaques de rhumatisme aigu se manifestèrent par des déterminations du côté de la gorge ; deux fois, celles-ci furent suivies de rhumatisme articulaire.

Observation VII.

La seconde observation est celle d'un homme de 28 ans, journalier, qui entre à l'hôpital Necker, le 10 mai 1864, salle Saint-André, n° 14.

Cet homme nous raconte qu'il est à peu près constamment malade depuis le mois de décembre 1863 ; à cette époque, il éprouva d'abord un coryza et une angine pharyngée pendant une huitaine de jours : au moment où ces maladies cessèrent, il fut pris d'un rhumatisme articulaire aigu intense, qui le retint deux mois à l'hôpital.

Vers le mois de mars, il fut repris d'un rhumatisme subaigu et passa une semaine à l'hôpital. Dix jours avant son entrée à Necker, il fut repris, comme au commencement de sa première attaque, de coryza et d'angine qui disparurent au bout de sept à huit jours, et firent place, comme la première fois, à des douleurs dans les jointures. Le dernier rhumatisme fut peu intense, bien qu'il occupât toutes les jointures des membres, il ne dura qu'une semaine ; le 23 mai, le malade sortait complètement guéri.

Observation VIII.

Rhumatisme articulaire. — Angine et sciatique rhumatismales.
(Thèse de M. Fernet, Paris, 1865).

D... (Louis), âgé de 49 ans, journalier, entre le 7 avril 1864, à l'hôpital Necker, salle Saint-André, n° 26, dans le service de M. Lasègue.

Cet homme d'une constitution robuste, est malade à ce qu'il prétend, pour la première fois. Il a éprouvé huit jours avant son entrée, du malaise, de la courbature, et du mal de gorge avec gêne de la déglutition. Puis, six jours après, quelques douleurs dans les deux genoux.

A son entrée, nous constatons une angine qui présente les caractères de l'angine rhumatismale ; toute la muqueuse de l'arrière-bouche offre une rougeur peu intense et un gonflement œdémateux ; la luette est très-allongée et œdématiée à la pointe, l'amygdale droite est très-gonflée, elle présente au doigt une résistance uniforme. La déglutition est très-embarrassée et très douloureuse, les douleurs s'irradient dans l'oreille droite.

Les deux genoux sont gonflés, et il y a un peu d'épanchement dans les deux synoviales ; on ne trouve pas de rougeur au niveau des genoux et les douleurs sont très-modérées. La fièvre est peu intense, la langue légèrement chargée, les garde-robes sont régulières.

On pratique avec la lancette quelques scarifications sur l'amygdale droite, et, au bout de deux jours, l'angine est presque complètement guérie, mais alors on voit se développer les accidents articulaires.

Le 9 avril, les deux genoux sont gonflés, douloureux et rouges, et les autres articulations, cous-de-pieds, poignets, coudes, sont prises à leur tour ; cependant la fièvre reste assez peu intense.

La fluxion articulaire dure ainsi huit jours.

Le 20, le malade ne souffre plus et commence à se lever.

Pendant les jours qui suivent, il éprouve du malaise, il n'a pas d'appétit, il sent quelques douleurs vagues dans les membres.

Le 29, il est pris tout à coup au milieu de l'après-midi de douleurs extrêmement vives, suivant le trajet des nerfs sciatiques, surtout à gauche, et avec points douloureux prédominants à l'échancrure sciatique, dans le creux du jarret et aux malléoles ; ces douleurs, qui sont assez intenses pour arracher des larmes au malade et empêcher tout mouvement, s'exagèrent par la pression. Celle-ci est également douloureuse, quoique à un degré beaucoup moindre, au niveau des masses musculaires du membre inférieur, et au niveau des jointures qui ne présentent aucune rougeur et aucun gonflement. Le pouls est accéléré, la peau est chaude.

Dès le 2 mai, c'est-à-dire au bout de trois jours, les douleurs ont presque disparu sur le trajet des nerfs sciatiques, et les masses musculaires sont à peu près indolentes à la pression, mais le rhumatisme de l'articulation a reparu : les genoux, les cous-de-pieds, les coudes, les épaules sont rouges, tuméfiés, douloureux, il y a de l'épanchement dans les genoux.

Cette nouvelle fluxion articulaire dure quinze jours et laisse après elle de la gêne et de la roideur dans les jointures, le malade est faible et anémié.

Le 2 juin, il part en convalescence à l'asile de Vincennes.

Outre la forme que nous venons de décrire, la forme phlycténoïde et herpétique peut être une des modalités de l'angine rhumatismale (Monneret, Gueneau de Mussy).

Cette angine herpétique est une inflammation vésiculeuse de l'arrière-bouche, donnant ultérieurement naissance à de petits disques pseudo-membraneux confluenis ou discrets.

Boerhaave, Van Swieten, Stoll (1778), Jos. Franck (1792), Huxhan, Wilan (1801), Bateman (1813) Bretonneau ont signalé et décrit cette angine.

Enfin, M. Gubler a reconnu que, dans certains cas, l'angine rhumatismale pouvait revêtir la forme herpétique, variété dictincte de l'angine *a frigore* : « Une circonstance digne de remarque, dit ce professeur, c'est l'existence de douleurs manifestement rhumatismales au début de la maladie. Je m'appuirai sur cette coïncidence pour admettre un lien étiologique entre ces deux éléments morbides » (1). M. Raphaëlian, cité par M. Desnos (Nouveau Dictionnaire de médecine et de chirurgie pratiques, t. II), rapporte, dans sa thèse, daux faits de ce genre empruntés à la clinique de M. Gueneau de Mussy. Nous résumons celui qui nous a paru le plus positif et nous le faisons suivre de deux observations communiquées par le D‍r Duroziez.

La première a été publiée dans la *Gazette des Hôpitaux* du mois de décembre 1862; la seconde, inédite, nous a paru susceptible de se prêter à des rapprochements intéressants.

OBSERVATION IX.

Angine herpétique chez un sujet atteint de rhumatisme articulaire du genou. — (Thèse de M. Raphaëlian).

A. D... étudiant, âgé de 22 ans, doué d'une bonne constitution, a eu deux attaques de rhumatisme.

La première en 1857, dans les muscles de l'épaule droite, ainsi que

______

(1) Mémoire sur l'herpès guttural (Gubler).

dans ceux de la paroi thoracique, sans mouvement fébrile bien marqué.

La seconde fois le rhumatisme affecta la forme subaiguë et devint presque général. Le malade ressentait de vives douleurs dans les articulations des membres inférieurs, des douleurs sourdes dans les masses musculaires des cuisses et des jambes.

Léger mouvement fébrile, pouls à 88.

En tout, cette nouvelle attaque a duré cinq jours.

Le 18 mars 1859, à la sortie d'un bal, A. D... rentra chez lui à pied, nonobstant une pluie fine et une température assez vive. Dans la nuit, D... sentit, selon son expression, le froid le pénétrer jusqu'à la moelle ; il ne put fermer l'œil, et, vers le matin, il ressentit une douassez vive dans le genou droit et dans la région lombaire.

Le 19. Douleurs intenses dans le genou et les lombes.

Le 20. L'état est à peu près le même. Vers quatre heures. A. D... sent de la chaleur, de la sécheresse et des picotements à la gorge; la fièvre augmente, la soif devient vive et une gêne assez notable dans la déglutition de la salive commence à se manifester.

Le 21 mai. M. le Dr Hardy visite le malade.

Il lui trouve la face animée, les yeux injectés ; le pouls est à 104, la céphalalgie est intense, langue chargée, vésicules d'herpès en groupe vers la commissure gauche des lèvres.

A l'inspection de la gorge, on trouve les deux amygdales gonflées et rouges, la luette est tuméfiée ; les tonsilles présentent çà et là quelques vésicules sous forme d'élevures grisâtres ; il en est de même de la base de la luette. La salivation est abondante. M. Hardy diagnostique une angine herpétique.

Les douleurs rhumatismales sont dominées à ce point par les douleurs de la gorge que le malade semble les avoir oubliées ; journée assez mauvaise; la gêne de la déglution est le phénomène prédominant. Ce qui attire surtout mon attention, c'est le silence des douleurs arthralgiques.

Le 22. Pouls à 94, peau chaude et humide ; la céphalgie et le mal de gorge persistent au même degré ; celle-ci, examinée, offre à l'œil des points blanchâtres, des concrétions membraniformes, la luette est uméfiée et infiltrée.

La journée se passe assez bien ; le malade souffre moins à la gorge, les douleurs des genoux et des lombes diminuent notablement et permettent au patient de se mouvoir dans son lit.

De Lagoanère.   3

Le 23. La nuit a été meilleure. La gorge est moins douloureuse, mais la déglutition est toujours difficile, la voix est un peu altérée. Salivation abondante. Dans la journée, un mieux général se manifeste.

Le 24. La nuit a été bonne. La gorge n'est que peu douloureuse, les amygdales ont diminué considérablement de volume, les concrétions pseudo-membraneuses ont en grande partie disparu : on voit à leur place quelques points ulcérés ; pouls à 84.

Le 25. Le malade a bien passé la nuit.

Il quitte le lit le 25, et la chambre le 27.

OBSERVATION X.

Coïncidences multiples du rhumatisme. — Angine.
(Communiquée par le Dr Duroziez et publiée dans la *Gazette des hôpitaux*, décembre 1862).

Une jeune fleuriste, âgée de 16 ans, entre à la Charité le 29 août et y meurt le 9 décembre.

Elle était restée six mois dans le service de M. Pidoux, pour un rhumatisme articulaire aigu, et en était sortie quatre mois et demi avant son entrée à la Charité.

La lésion cardiaque est grave ; les palpitations, l'anxiété considérable en font foi. Le souffle s'entend de la tête aux pieds ; tous les orifices sont malades, ainsi que le péricarde. Le pouls reste régulier.

Trois jours de suite, en octobre, cette enfant a, vers midi, un accès de fièvre d'une heure ; le frisson qui dure dix minutes est suivi de chaleur et de sueur froide.

Quelques semaines plus tard, en novembre, elle est prise d'angine, les amygdales sont couvertes de fausses membranes. Puis vient une bronchite capillaire généralisée, la cyanose, et la malade meurt.

Il est difficile de trouver une constitution rhumatisante mieux dessinée, et l'autopsie va le prouver, du reste.

Le cœur est gros, plutôt dilaté qu'hypertrophié. Le péricarde a conservé les traces d'anciennes lésions qui existent surtout vers la partie supérieure du sac ; il y a là des lambeaux entiers de membranes complètement organisées, puis, comme preuve des péricardites récentes on trouve une surface papilleuse, des flocons de fibrine, de l'épanchement.

Dans l'oreillette gauche, l'endocarde est rouge, boursouflé, granuleux. La valvule tricuspide est épaisse ; la grande lame est à peu près saine, mais le reste est notablement réduit de largeur et les cordes tendineuses sont épaissies, diminuées de longueur ; le bord de la valvule est recouvert de végétations de date récente. La face interne des valvules sigmoïdes, celle qui regarde l'axe du vaisseau, est garnie de petites dents de poisson ; le bord libre est un peu froncé, les sigmoïdes gardent mal [l'eau.

L'endocardite, comme c'est la règle, s'est étendue sur la tricuspide, qui est recouverte à son bord libre de dentelures fines.

Les poumons sont durs, carnifiés, fermes. L'abdomen va nous offrir des lésions intéressantes, la péritonite est générale, légère, la cavité contient un peu de liquide et de la fibrine molle. Le foie est assez gros, recouvert de papilles tout à fait semblables à celles du péricarde ; la substance rouge a disparu ; il n'y a plus que la substance jaune étranglée par l'épanchemeut fibrineux ; il semble que les vaisseaux aient disparu dans la fibrines, la rate est également couverte de papilles et remplie de grains de couleur grise, les reins sont seulement un peu gros, anémiés, blanc-jaunâtre.

OBSERVATION XI.

Lésions cardiaques chez un tuberculeux. — Angine.

Fritsch, 38 ans, cordonnier, né en Autriche, entre au n° 25 de la salle Saint-Jean-de-Dieu, hôpital de la Charité, le 29 mars 1858, et y meurt le 20 juillet.

A 30 ans, il reste quinze jours à la Charité, pour un crachement de sang ; à 34 ans, nouvelle hémoptysie, un mois d'hôpital.

Le 29 mars, le pouls donne 96 pulsations, la température monte à 38°5. Crachats sanglants ; pas de râles ; respiration altérée ; pas de matité anormale du cœur ; froissements ; coup de râpe à la pointe. Dilatation générale des artères.

Double souffle crural.

Le 30. P. 80, 84.

La pointe bat dans le cinquième espace. Coup de râpe.

Le soir, même souffle à la pointe.

Double souffle crural ; gros râles au sommet droit.

1er avril. Pouls régulier ; double bruit rude au niveau de l'aorte ; double froissement ; souffle en arrachement à la pointe.

Le 2. Pouls 72, 76. Souffle à la pointe.

Le 3. Pouls presque régulier; cœur un peu développé.

Le 5. Peu de fièvre.

Le 8. Souffle râpeux; froissement péricardique.

Le 12. Double bruit à la pointe, le premier froissant, le second soufflant.

Le 14. Pouls un peu accéléré, vibrant, développé, donnant 84 pulsations. Les artères battent avec force. Froissement double à la pointe.

Le 22. Pâleur; hémoptysie abondante; douleur sternale; râles liquides au sommet gauche.

3 mai. Souffle caverneux; souffle en arrachement à la pointe.

Le 15. Pouls vibrant, développé, donnant 108 pulsations.

12 juin. Coup de râpe à la pointe.

4 juillet. Pouls régulier, donnant 108 pulsations. Hémoptysie; battements considérables des artères carotides et radiales.

Même souffle en jet de vapeur, ayant son maximum à la pointe.

Le 20. Oppression très-forte. Le malade se tient appuyé sur les mains rejetées en arrière.

La figure est bouffie; la parole est presque éteinte.

La gorge est rouge, couverte de fausses membranes; la luette en est enveloppée. Les mouvements de déglutition s'exécutent difficilement; les ganglions sous-maxillaires ne présentent aucun engorgement.

Le malade meurt dans la soirée.

Autopsie. — Les fausses membranes tapissent l'isthme et s'arrêtent au-dessus des cordes vocales.

Adhérence à peu près générale des plèvres; farcissement granuleux; excavations aux sommets.

Foie muscade.

Rate petite.

Pas de péritonite notable.

Légère hypertrophie du cœur; pas de liquide dans le péricarde.

Fausses membranes molles, assez épaisses, adhérentes, disséminées, une à la pointe, deux autres sur le corps des ventricules.

Le muscle a la teinte jaunâtre, l'apparence du rein.

La tricuspide, rouge, inégale, conserve les traces d'un travail inflammatoire récent.

La bicuspide, rouge, présente quelques granulations d'origine récente. La grande lame du côté de l'aorte est ridée.

Les sigmoïdes aortiques sont larges, profondes, notablement alté-
rées; on trouve des granulations inflammatoires et des adhérences
entre leurs bords, de manière à les rendre insuffisantes.

L'aorte, un peu élargie, est parsemée de plaques jaunes et de
balafres rosées, rouges, de date récente.

IV.

DIAGNOSTIC.

Le diagnostic de l'angine ne laisse pas que d'avoir une
réelle importance, en permettant au médecin de prédire
l'apparition probable et prochaine du rhumatisme, qui se
localisera sur les jointures, les muscles, etc...

L'angine rhumatismale est sujette à de grandes variations; mais, si ses formes et ses degrés sont mal connus,
cela tient à ce que, dans la plupart des cas, le diagnostic
est rétrospectif : on ne découvre la nature intime de la lésion qu'après avoir été éclairé par l'invasion du rhumatisme
articulaire. Pour éviter une erreur toujours regrettable,
on ne perdra pas de vue qu'ici c'est plutôt l'ensemble des
phénomènes antécédents ou concomitants, plutôt les caractères extrinsèques que les intrinsèques, qui démontreront
la nature de l'angine. Ainsi, par ce fait que l'angine a sur-
pris brusquement un rhumatisant, qu'elle a précédé, suivi
ou accompagné des manifestations rhumatismales classi-
ques, telles que les fluxions articulaires, par ce fait, l'angine s'exprimera rhumatismale, mieux peut-être que par
les signes objectifs, qui sont, à tout prendre, ceux d'une
inflammation. Le diagnostic se basera donc au moins autant
sur les circonstances antécédentes ou concomitantes que
sur le résultat de l'examen même de la région affectée. En

outre, on reconnaîtra l'angine à la rapidité de son apparition, à la coloration intense des parties malades, et, avant tout, à la fièvre, dont la vivacité est souvent hors de proportion avec la maladie locale, et doit faire songer à une affection plus générale. On peut objecter que ces conditions s'observent, pour la plupart, dans l'angine scarlatineuse; mais cette angine apparaît encore plus tôt que celle du rhumatisme, parfois quelques heures seulement après le début de la fièvre, dont l'intensité est encore plus grande que dans le rhumatisme. Enfin, l'angine scarlatineuse ne survient pas à la suite de l'impression du froid.

Ce que nous avons dit de l'érysipèle du pharynx, à propos de la symptomatologie de l'angine rhumatismale nous dispense d'entrer dans de plus longs détails à ce sujet.

Quant à l'angine herpétique d'origine rhumatismale, on ne peut la confondre qu'avec celle de la diphthérie. Son diagnostic présente parfois de véritables difficultés, et, dans certains cas, il devient même impossible. S'il existe encore des vésicules intactes, la chose est simple; mais le médecin est rarement appelé à se prononcer dans de semblables conditions. Les fausses membranes se reconnaissent à leur minceur transparente, à leur blancheur, à leur petitesse, à leur forme régulièrement circulaire. Plus elles sont récentes et plus elles sont minces; plus elles sont minces et plus elles sont adhérentes. Par leur confluence, ces fausses membranes peuvent constituer une plaque aux dentelures circulaires en alternance avec des angles rentrants. Parfois, cependant, après disparition des angles, l'examen des contours de la plaque, d'une régularité parfaite, est insuffisant pour asseoir le diagnostic. On devra s'assurer qu'il n'existe pas, en outre, des vésicules intactes.

V.

PRONOSTIC.

Le pronostic de l'angine rhumatismale est bénin : c'est la moins grave des manifestations du rhumatisme ; elle guérit spontanément et s'épuise en peu de temps. Elle n'a aucune tendance à envahir les voies aériennes et à produire le sphacèle des parties affectées. C'est une de ces maladies dont Trousseau a pu dire « qu'elles font la gloire des médications. »

Cependant son pronostic se confond avec celui du rhumatisme aigu, avec ses bonnes et ses mauvaises chances. On ne doit donc pas oublier qu'ici c'est la spécificité qui domine. Ainsi, une endocardite latente peut accompagner l'angine et amener le développement d'une affection organique du cœur. Par suite, l'examen de la région précordiale d'un rhumatisant atteint d'angine est indispensable, et le pronostic sera porté en conséquence.

Mais, dans cette détermination morbide locale d'un élément qui tient toute l'économie sous sa dépendance, verra-t-on un rapport pronostique à établir entre le plus ou moins de gravité de l'angine actuelle et les autres manifestations rhumatismales possibles, du côté des articulations, du cœur, de la peau ou des viscères? Malheureusement non. L'angine avertit bien de l'état rhumatisant, mais n'indique point son degré. Parfois une angine d'acuité médiocre sera suivie d'un rhumatisme de même forme ; dans d'autres cas, l'angine dominera la scène, et le rhumatisme articulaire ne jouera qu'un rôle secondaire et confirmatif; enfin, et le plus communément, l'angine la plus bénigne devancera un rhumatisme intense.

En résumé, ce n'est pas l'angine rhumatismale qui est grave, c'est la diathèse, dont elle n'est que la traduction.

VI.

FORMES SUBAIGUES ET CHRONIQUES.

Après avoir étudié l'angine rhumatismale dans sa principale forme, la forme aiguë, il nous reste à l'envisager sous ses formes subaiguës et chroniques.

On sait, en effet, que le rhumatisme articulaire, même le plus franc, tend à perdre son acuité et à passer à l'état chronique ou subaigu. Parfois même, dès le début, le rhumatisme se montre avec cet aspect de demi-chronicité et se traduit par une fièvre presque éphémère. Enfin, le rhumatisme peut être chronique et apyrétique d'emblée.

S'il est hors de doute que la fluxion articulaire d'origine rhumatismale se comporte ainsi que nous venons de le dire, en est-il de même des autres manifestatisns de la diathèse, de l'angine notamment? Dans ces conditions, l'angine n'est-elle pas une rareté? Avouons-le, c'est là notre opinion. Nous avons, pour l'appuyer, la pauvreté même des observations en pareille matière : celle de Dieffenbach n'est-elle pas, en effet, la seule que l'on ait à signaler et encore sous toutes réserves? Les recherches auxquelles nous nous sommes livrés ne nous permettent pas de donner des formes angineuses chroniques ou subaiguës une description complète. De là, cependant, à conclure à la négative, il y a loin, et, tout en confessant notre ignorance à retracer ces variétés, nous sommes les premiers à reconnaître que la diathèse rhumatismale laisse la porte ouverte aux phlegmasies de l'arrière-gorge, souvent persistantes, toujours fatigantes par leur durée ou la difficulté de leur guérison. Quoi qu'il en soit il est important d'établir un diagnostic différentiel entre le mal de gorge rhumatismal chronique ou subaigu et une angine syphilitique subaiguë, à marche insidieuse, par exemple.

L'observation suivante, rapportée par M. Lasègue, servira de complément à ce court exposé.

OBSERVATION XII.

Angine syphilitique, à marche insidieuse, chez un rhumatisant. — Diagnostic différentiel difficile. Erreur possible entre cette forme et l'angine rhumatismale subaiguë. (M. Lasègue).

M. X..., 32 ans, grand, robuste, mais d'une constitution lymphatique, a subi, il y a sept ans, un rhumatisme articulaire aigu qui a accompli son évolution dans l'espace de trois semaines, sans aucune complication. La convalescence a été longue, plutôt par la faiblesse du malade que par la persistance de points douloureux. Depuis lors il n'a jamais ressenti de douleurs articulaires, bien qu'il mène une existence active et s'expose à de fréquents refroidissements.

15 décembre 1864, à la suite d'un excès de fatigue, il éprouve un malaise général, avec de l'âpreté, de la sécheresse de la gorge et une tension douloureuse dans la partie latérale droite du cou.

Le 20. Il part, malgré le froid et le malaise qui ne s'est pas amélioré, pour l'est de la France. Revenu à Paris, après une absence de cinq jours, il se sent plus fatigué. Le mal de gorge s'est augmenté ; il s'y est joint du rhume de cerveau. L'appétit est nul, la peau chaude, la soif assez vive.

Je vois le malade alors pour la première fois. La souffrance de la gorge est constante ; elle s'exagère par la déglutition de la salive, mais les aliments solides ou demi-solides passent aisément. C'est une sensation de sécheresse et de chaleur, sans ardeur vive, ne suffisant pas pour interrompre le sommeil, mais presque intolérable pendant plus d'une heure au réveil. La voix est nasonnante, le nez obstrué et douloureux au même titre et sous la même forme que la gorge. L'action de se moucher n'amène aucune excrétion et détermine un redoublement de la céphalalgie, qui est peu intense, mais continue.

A l'examen direct, rougeur tomenteuse du pharynx qui paraît

gonflé dans sa portion médiane, rougeur et œdème de la luette et des piliers à un moindre degré. Le pharynx est parsemé de stries moins foncées en couleur et qui font ressortir la saillie des follicules. Sécheresse sans aspect luisant, appréciable surtout au toucher, chaleur âpre également au contact, à peine tempérée par les boissons pendant quelques minutes.

Le nez est également sec; un des ganglions du cou à droite est douloureux et gros comme un œuf de pigeon'; œdème, ou plutôt empâtement des parties voisines.

15 janvier. Le malade ayant essayé d'une alimentation plus substantielle, est pris dans la nuit d'une indigestion à la suite de laquelle la fièvre redouble.

La langue, déjà sale au milieu, rouge sur les bords, devient sèche; un éméto-cathartique dissipe ces symptômes d'embarras gastrique.

Le 17. Douleur spontanée et à la pression à l'articulation du genou, et à celle de la phalange de l'index gauche, que le malade compare de lui-même aux souffrances qu'il avait éprouvées lors de la décroissance de son rhumatisme articulaire. Malaise général ne s'améliorant pas; même fatigue, plus de pâleur, un peu de vertige quand il est debout.

Jusqu'au 25 janvier, les douleurs articulaires, très-mobiles, occupant tantôt un point, tantôt un autre, se répètent. Cependant l'état de la gorge se modifie peu à peu, la rougeur s'éteint, les fosses nasales sont mieux perméables à l'air.

A cette époque, et sur mon conseil, le malade va passer quelques semaines dans le Midi, pour assurer une convalescence à peine entamée.

Le traitement topique a consisté en gargarismes très-doucement astringents, dans l'usage à l'intérieur des drastiques à petite dose, alternant avec le sulfate de quinine, et, plus tard, dans l'administration des bains russes, quand les signes de phlegmasie fébrile ont disparu.

Jusque-là tout semble concourir à confirmer l'hypothèse d'une angine rhumatismale. M. X... se trouve à souhait de son voyage, et le médecin de la station constate une guérison absolue.

Le malade, revenu à Paris après une absence de cinq semaines, s'adonne de nouveau à ses occupations. Cependant, vers la deuxième semaine, il éprouve un peu de sécheresse de la gorge et d'enchifrènement, sans douleurs articulaires, sans malaise général. Cette indisposition, à peine incommode, l'occupe si peu qu'il ne demande de conseil qu'au bout d'un mois et demi. La gêne est alors plus marquée, surtout dans les fosses nasales postérieures ; le pharynx et le voile du palais sont sains. Il devenait impossible de reprendre l'hypothèse d'un rhumatisme localisé. Un examen répété fait enfin découvrir de petites ulcérations syphilitiques siégeant sur la paroi postérieure du pharynx et dissimulées par le voile du palais. Il n'y avait pas eu d'éruption cutanée, mais la série des accidents secondaires se développa ultérieurement.

VII.

ANGINE RHUMATISMALE SANS RHUMATISME.

L'angine, précédemment décrite, est intimement liée au rhumatisme, dont elle présage la venue et qui en est ordinairement la conséquence, de telle façon, que ces deux affections n'évoluent jamais l'une sans l'autre.

Mais ne doit-on pas se demander, en présence du rhumatisme articulaire sans trace d'angine, si l'angine ne peut se développer en dehors de toute fluxion articulaire ; si, en un mot, il ne peut exister d'angine rhumatismale sans rhumatisme ? Quant à nous, nous n'hésitons pas à pencher vers l'affirmative.

En effet, pourquoi reléguer exclusivement le rhumatisme dans les articulations ? Sans doute, le siége articulaire est la plus haute expression, la représentation classique de cette affection ; mais en est-il l'*ultima ratio* ? Une diathèse comme la diathèse rhumatismale ne peut-elle pas revêtir toutes les formes, frapper tantôt tel tissu, tantôt tel autre ?

L'inflammation qui envahit la plèvre, le péricarde, ne peut-elle pas se porter, au même titre, sur d'autres membranes ? Pourquoi certaines membranes muqueuses, celles de la gorge, par exemple, ne fourniraient-elles pas un terrain favorable? Pourquoi ne deviendraient-elles pas le siége du rhumatisme?

Si l'angine isolée, représentant à elle seule la diathèse, est rare, elle n'en existe pas moins, et sa rareté, nous cherchons à l'expliquer dans l'article que nous consacrons à la la nature de l'angine rhumatismale. Il y a peut-être là une question de tissus.

Enfin, à une époque plus ou moins éloignée de l'angine, ne voit-on pas survenir parfois des manifestations articulaires qui justifient complètement le diagnostic? Alors plus de doute : l'angine devient l'expression d'une diathèse qui, après avoir sommeillé, qu'on me passe le mot, se révèle par des signes irrécusables.

Les observations suivantes, tirées de l'excellent traité de M. Lasègue, serviront de preuves à ce que nous venons d'avancer.

M. Ferrand (Thèse de Paris) cite un fait du même genre, que nous reproduisons également.

OBSERVATION XIII (M. Lasègue).

Angine rhumatismale. — Urticaire aiguë sans rhumatisme vrai.

Une jeune dame, de constitution robuste, sujette seulement à des douleurs abdominales qu'on a rapportées, sans preuves directes, à des calculs hépatiques, est prise à la suite d'un refroidissement, de frisson, de fièvre modérée et de mal de gorge. La déglutition est très-pénible, pas de douleur dans les masses musculaires de la nuque. La gorge est rouge, d'une coloration diffuse, veloutée, sèche; la langue sale. Mon avis est qu'il s'agit d'une angine rhumatismale et que la médication doit être doucement antiphlogistique. Les accidents locaux et généraux s'atténuent graduellement, et, au cinquième jour, la convalescence est complète. A deux mois de là même exposition au froid, même forme d'angine, suivant une marche identique, et que je considère encore comme rhumatismale. Pas plus que la première fois, il n'existe de douleurs articulaires, soit pendant, soit après l'affection aiguë. Néanmoins, à force de questionner, j'apprends de la malade qu'elle a éprouvé, il y a quatre ans, une souffrance persistante dans l'épaule droite, qui s'est prolongée pendant plusieurs mois. A tort ou à raison, ces rhumatismes uni-articulaires, qui se fixent sur l'articulation scapulo-humérale, me paraissent avoir une importante signification et témoigner d'une disposition constitutionnelle ou simplement rhumatismale ou rhumatico-goutteuse.

Trois semaines après la seconde attaque, la même dame est prise de nouveau de frissons et de fièvre ; mais, à la place du mal de gorge, se déclare une urticaire aiguë. Les plaques papuleuses ont, chez elle, cette particularité qu'elles sont toujours symétriques et que lorsqu'elle éprouve, par exemple, une violente démangeaison à l'index droit, elle peut être sûre qu'au bout de quelques instants l'index gauche sera également affecté. Quand l'éruption a lieu au pourtour d'une articulation, elle s'accompagne d'une douleur articulaire sourde, et cependant assez intense pour que les mouvements de l'articulation correspondante soient presque impossibles. Il existe, en outre, des douleurs articulaires fugaces et sans rapport avec une poussée éruptive, au voisinage des jointures douloureuses. Il ne se déclare pas de rhumatisme articulaire aigu.

OBSERVATION XIV (M. Lasègue).

Chez un autre malade, les accidents furent encore moins décisifs. Il s'agit d'un jeune homme de 32 ans, pris subitement de fièvre avec roideur du cou, vive douleur lombaire, et pour lequel on redoute l'imminence de la variole. Au quatrième jour, une angine érythémateuse se déclare, l'arrière-gorge est ardente, douloureuse en masse, sèche, le voile du palais épaissi, la luette énorme et d'un rouge pourpre. Un peu de délire survient dans la nuit.

Le lendemain vingt-quatre heures après l'explosion de l'angine, une éruption érythémato-papuleuse apparaît au pourtour de toutes les grandes articulations : épaules, coudes, poignets, cuisses, genoux cou-de-pied. Elle consiste dans les plaques rouges déchiquetées au bord, faisant une légère saillie sous le doigt et entourées d'un grand nombre de petites papules disséminées du volume d'un grain de chènevis. Les douleurs de la nuque et des lombes ont complètement cessé depuis la veille et aucune douleur articulaire nouvelle ne s'est montrée.

L'érythème cutané n'a duré que quarante-huit heures ; l'érythème guttural s'est prolongé quatre jours. L'état général ne s'est que lentement amélioré, en me laissant toujours indécis sur la nature vraie des accidents dont j'avais été le témoin.

Dans ces angines rhumatismales sans rhumatisme vrai, la rougeur entraînant des sensations particulières, s'accompagnant de malaise fébrile, indique ou une angine rhumatique ou un érysipèle. Dans l'érysipèle, l'invasion est plus solennelle, la fièvre plus ardente, et, pour mieux dire, l'ensemble des phénomènes fébriles a plus de violence et de soudaineté.

OBSERVATION XV (Thèse de M. Ferrand).

Angine rhumatismale sans rhumatisme articulaire. — Erythème noueux. — Pleurésie. — (Observation recueillie dans le service de M. le docteur Roger).

C... (Marie), âgée de 11 ans et demi, entre à l'hôpital des Enfants, le 28 avril 1862, salle Sainte-Geneviève, n° 23.

Il y a quinze jours que cette enfant fut prise de douleurs dans les jambes, avec apparition de plaques rouges qui rendaient la démarche douloureuse et presque impossible.

Depuis lors, état de malaise ; depuis trois jours elle a cessé de manger et de marcher.

Actuellement : légère bronchite, et érythème noueux confluent sur les deux jambes ; peu de fièvre, ce matin. Le soir, la fièvre est plus sensible (je compte 100 pulsations, pendant le sommeil) ; chaleur cutanée, anorexie, soif ; aucun phénomène abdominal.

Le 4 mai. Elle se lève ; les rougeurs disparaissent et ne sont presque plus douloureuses.

Le 8. Elle se plaint de mal de gorge ; on trouve, en effet, un peu de rougeur et de gonflement des amygdales et de l'isthme du gosier avec un état fébrile modéré, mais continu.

Le 10. La malade est demeurée fébrile, dans un état insidieux. On découvre dans le côté gauche de la poitrine, un épanchement pleurétique de peu d'abondance, survenu sans point de côté. L'angine persiste avec l'état fébrile.

Le 11. La malade va mieux ; l'épanchement ne donne plus lieu à de l'égophonie, mais seulement à un léger souffle ; pas de fièvre le soir.

Le 15. Il n'y a plus qu'un peu de matité et de silence à la base du poumon gauche.

Le 20. Elle est parfaitement guérie.

VIII.

NATURE.

De quelle nature est l'angine rhumatismale ?

C'est au tégument externe et aux modifications qu'il subit, sous l'influence du rhumatisme, qu'il faut emprunter ses meilleures sources d'information. L'angine rhumatismale est à la membrane muqueuse de l'arrière-bouche ce que sont les exanthèmes à la peau ; elle est au pharynx ce que sont la roséole et l'érythème noueux au tégument externe. Stoll, Bouillaud, en ont cité des exemples ; et voici ce que dit, à ce sujet, le professeur Lasègue :

« Le rhumatisme articulaire aigu détermine une fluxion cutanée qui se présente avec les caractères qu'on retrouve dans les phlegmasies. Cette fluxion qui, dans les arthrites goutteuses, a des aspects si particuliers, n'a rien dans le rhumatisme qui la différencie rigoureusement des autres phlegmasies, si ce n'est son siége et la douleur profonde qui l'accompagne.

Le rhumatisme articulaire aigu peut de plus avoir, comme expression cutanée, une éruption érythémateuse spéciale, sans aucune analogie avec la congestion phleg-masique.

L'éruption apparaît sous forme d'érythèmes en plaques plus ou moins étalées, à bords nettement limités, ou de papules de dimension variable. La rougeur s'efface sous la pression du doigt pour reparaître aussitôt.

L'érythème occupe de préférence les environs des jointures, mais il peut affecter n'importe quel point de la périphérie. Il est fugace, ne correspond pas aux articulations déjà atteintes ou qui vont être les premières envahies, et n'a aucune relation avec l'intensité, ou la durée de la maladie. Qu'il existe ou qu'il n'existe pas, on n'en saurait tirer d'indication quant à la marche ultérieure des accidents rhumatismaux.

Par une analogie qui n'a rien de forcé, on a été conduit à admettre qu'un certain nombre d'éruptions, offrant des caractères communs et occupant comme siége de prédilection les environs des jointures, sont d'originé rhumatismale. La coïncidence du rhumatisme articulaire ne fournit plus alors un supplément de preuve et l'eruption serait à elle seule parfaitement significative.

L'angine rhumatismale est-elle autre chose qu'un érythème guttural ?

D'autre part, en dehors des affections cutanées, le rhumatisme peut, des articulations pour lesquelles il a une affinité prédominante, se transporter sur d'autres régions. Tel est le cas des membranes séreuses qui, entrant à la fois dans la composition des articulations et de certains appareils splanchniques, se prêtent si communément aux métastases rhumatismales.

L'inflammation qui peut occuper la plèvre, l'endocarde ou la péricarde ne peut-elle pas, au même titre, quoique plus rarement, se porter sur d'autres membranes ? Si les séreuses y sont surtout prédisposées, il s'en faut qu'elles le soient toutes également et rien n'est plus exceptionnel que la péritonite rhumatismale, si elle existe. Est-il inadmissible que certaines membranes muqueuses, celle de la gorge, par exemple, fournissent un terrain favorable et deviennent le siége du rhumatisme ?

Enfin est-on fondé à établir une ligne de démarcation profonde entre les phénomènes éruptifs qui se produisent à la peau et les phlegmasies des organes internes ? La pleurésie, comme l'endocardite, ne peut-elle pas être un érythème des membranes séreuses, plus fébrile parce qu'il s'étend sur [des tissus moins indifférents, plus durable parce qu'il provoque des phlegmasies secondaires qui se prolongent indéfiniment, plus dangereux parce qu'il entraîne secondairement des lésions de structure qui se continuent pour leur propre compte, sans conserver aucun des caractères de l'inflammation rhumatismale ? »

Il faut bien en convenir. dans l'état actuel de nos connaissances nous avons affaire à un problème dont la solution sera longue à paraître ; mais déjà, on ne peut nier que l'angine rhumatismale se rapproche bien plus de l'érythème cutané que des autres manifestations du rhumatisme extra-articulaire.

En outre, les considérations suivantes doivent entrer en ligne de compte. L'opinion que nous y exprimons est celle de M. Michel Peter.

Maladie générale, le rhumatisme peut intéresser tous les tissus, mais en raison inverse de leur vascularité, ou si l'on veut, en raison inverse de leur vitalité. Sans doute la cause ordinaire du rhumatisme, est le froid et le froid humide ; mais d'autres causes peuvent le produire, la blennorrhagie par exemple.

D'ailleurs, le froid frappe-t-il directement les tissus rhumatisés ? L'acte morbide est bien autrement complexe. Le froid frappe d'abord l'organisme ; et celui-ci étant consécutivement modifié, amoindri dans sa vitalité, dans sa manière d'être vivant, c'est vers les tissus fondamentalement les moins résistants, les moins vivants, les tissus épithéliaux notamment, que se font ce que Cullen appelait si judicieusement : « les déterminations morbides ». Ainsi, parmi les séreuses, le péritoine, qui lui offre, cependant, une assez large surface, est moins souvent atteint que la plèvre, qui l'est moins que le péricarde. De même aussi les muqueuses sont moins souvent atteintes par le rhumatisme que les séreuses ; et moins encore que les séreuses, les parenchymes. D'après cela, on comprend pourquoi les articulations moins aptes à résister à l'action des agents physiques seront les premières intéressées, et, réciproquement aussi, pourquoi les muqueuses seront les dernières que frappera le rhumatisme. De plus, l'idiosyncrasie ne peut-elle pas expliquer pourquoi tel rhumatisant prend une arthrite, tel autre un exanthème, tel autre une angine, tel autre une pneumonie ou une pleurésie, un dernier enfin ces diverses manifestations à la fois ?

En résumé : de l'exposé précédent il ressort deux points principaux :

Le premier, c'est une analogie incontestable entre l'angine rhumatismale et l'érythème cutané ; le second c'est que si l'angine rhumatismale existe rarement comme phénomène isolé de la diathèse, cela peut tenir à une disposition anatomique des tissus.

IX

TRAITEMENT.

Il doit être local et général :

Le traitement local est celui d'une jointure envahie par la fluxion rhumatismale ; repos de l'organe ; on recommandera expressément au malade d'éviter tout effort inutile de déglutition ou d'expuition, de résister au besoin presque continuel qu'il éprouve d'exercer ces deux actes ; on entretiendra une chaleur humide sur la région du cou à l'aide d'ouate arrosée de laudanum et entourée de taffetas gommée.

On aura soin d'édulcorer les solutions qui doivent être en contact avec la langue, d'éviter celles dont la saveur désagréable pourrait causer du dégoût. On se trouvera bien de l'emploi de jus de citron. On s'abstiendra de topiques astringents ou caustiques pour employer uniquement les boissons émollientes et les gargarismes narcotiques, mucilagineux et d'une température moyenne.

La médication générale sera la suivante : laxatifs légers et lavements, de façon à entretenir la liberté du ventre ; boissons acidules. Les émissions sanguines sont formellement contre-indiquées, dans la crainte de voir la fluxion se déplacer pour se porter, plus violente, vers les articulations ou vers l'une des cavités splanchniques.

L'alimentation sera liquide et peu abondante.

Voilà pour l'angine rhumatismale elle-même ; mais n'y aurait-il pas quelque utilité de songer à un traitement par anticipation ; de profiter, en un mot, de l'avertissement donné par l'angine pour entreprendre d'emblée la médication du rhumatisme articulaire, pour enrayer ses conséquences si souvent funestes ?

Le sulfate de quinine, essayé dans ce sens par Musgrave, J. Barthez, M. Lasègue, n'a produit que des résultats négatifs.

C'est plutôt d'après les conseils de l'hygiène et de la prudence que le praticien devra se conduire. Ainsi, l'angine rhumatismale étant à son déclin, on ne prendra pas un répit de la maladie, dans l'une de ses formes, pour une guérison définitive. Le praticien, en éveil, surveillera le malade, sans jamais craindre d'attester sa sollicitude par un excès de précautions.

Quant au traitement de l'angine subaiguë, que cette forme marque le début du rhumatisme ou qu'elle en soit l'expres· sion capitale, il n'offre aucune particularité. Les moyens généraux et locaux, précédemment indiqués, suffiront. Ici, cependant, on retirera de l'administration du sulfate de quinine sous ses diverses formes deux avantages marqués : le premier, comme calmant ; le sècond, comme critérium. En effet, si physiologiquement le sulfate de quinine détermine de la sécheresse et un sentiment de poussière à l'arrière-gorge, dans le cas d'angine rhumatismale subaiguë, il atténue plutôt qu'il n'augmente ce sentiment. C'est là un fait parfaitement constaté par M. Lasègue.

Si l'angine tend vers la chronicité, on obtiendra de bons résultats des bains de vapeur et des bains russes. Enfin, contre la tendance aux récidives de l'angine rhumatismale aiguë sans rhumatisme articulaire crnsécutif, on ne saurait trop prendre de précautions pour éviter les variations de température et les différentes causes de froid, surtout de froid humide.

SECONDE PARTIE

<hr>

ANGINE GOUTTEUSE.

« On ne peut douter, dit Barthez, qu'il ne soit nécessaire de distinguer le rhumatisme d'avec la goutte et de les traiter diversement, quoiqu'on reconnaisse la très-grande affinité de ces deux maladies et leur réunion essentielle dans une même classe. »

Parmi les manifestations de la goutte qui se rapprochent de celles du rhumatisme, nous retrouvons l'angine.

L'angine goutteuse ou arthritique est admise et décrite par Sauvages, Musgrave, Paterson, J. Barthez et le professeur Lasègue. C'est dans la grande division des angines catarrhales diffuses qu'il convient de la placer. Elle s'affirme par un mouvement fluxionnaire qui se fait chez les goutteux, du côté de la gorge en même temps que du côté des petites articulations, ou qui alterne avec cette manifestation classique de la goutte. Dans ce dernier cas, l'angine apparaît à l'époque où se produirait habituellement l'attaque de goutte. C'est une manifestation essentiellement prodromique, et « les goutteux confirmés, dit M. le professeur Lasègue, ne sont pas plus enclins que d'autres à des affections gutturales. Pour établir le diagnostic, on n'a donc pas à son service l'élément rigoureux d'une maladie existante, accusée par des signes d'une incontestable authenticité, et, au lieu de constater le présent, on en est réduit à préjuger l'avenir. »

L'angine goutteuse, toujours diffuse, n'épargne en réalité aucune partie de l'arrière-gorge, mais semble surtout accusée sur le voile du palais et les piliers. Elle s'accompagne d'une sensation d'ardeur et de sécheresse exacerbante plus vive, plus incommode, plus tenace que les espèces limitées au pharynx et aux amygdales.

Musgrave dit « qu'elle ne se forme jamais que quand la matière goutteuse est abondante et *exaltée* (développée) dans e sang, de manière à menacer prochainement les articulations. » Il ne rapporte point à cette espèce d'angine, ajoute Barthez, l'angine inflammatoire exquise, qui, étant produite par ses causes propres, peut survenir à un goutteux chez qui la goutte est légère. Il a observé que cette angine attaque particulièrement les goutteux qui ont le cou court et le corps d'un tissu lâche, faible et humide. Elle est rarement prcduite dans un âge avancé, mais en général chez des personnes jeunes ou d'un âge moyen.

La fièvre qui amène l'angine goutteuse peut aussi déterminer, en même temps, la goutte des articulations. Musgrave dit que cette fièvre angineuse est ardente, « ayant lieu surtout chez les sujets bilieux, dont le sang est fort chaud et atténué. »

L'angine goutteuse se dissipe quelquefois d'elle-même et se termine d'autres fois par une attaque de goutte articulaire. Après la formation consécutive d'un abcès dont l'ouverture donne issue à un pus abondant, le malade éprouve une amélioration très-notable, analogue à celle qui suivrait l'accès de goutte régulière.

Musgrave a remarqué que, dans cette angine, le transport des humeurs sur les parties intérieures de la poitrine (péripneumonie, pleurésie) a lieu plus souvent et d'une manière plus fâcheuse que dans l'angine vraie et exquise. Il dit aussi que la goutte anomale, portée sur la gorge, revient aux articulations des extrémités très-facilement, très-promptement, et comme d'elle-même.

Enfin un dernier caractère signalé par M. Lasègue mérite surtout de fixer l'attention.

Si chez un goutteux, atteint d'inflammation chronique et diffuse de la gorge on essaie le traitement par les cautérisations , plus on persévère dans l'usage du remède, plus ou aggrave l'affection locale. La membrane muqueuse est aussi irritable que la peau et ne tolère pas les excitations qui donnent ailleurs de si durables succès.

Telles sont à peu près les seules considérations que nous ayons à présenter sur l'angine goutteuse.

Dans les deux observations suivantes, la première emprun tée au livre de M. Lasègue, la seconde personelle, on pourra trouver la confirmation des faits que nous cherchons à établir.

A la suite de l'observation que nous lui empruntons, M. Lasègue rapporte une autre observation qui permet de constater, chez le fils, une affection de la gorge tout à fait analogue à celle du père.

OBSERVATION XVI.

Angine goutteuse.

M. X..., 38 ans, négociant dans une ville de province, est d'une taille élevée, d'une constitution robuste. Il a moralement et physiquement tous les attributs d'une santé qui n'exige aucun ménagement. Ses habitudes sont régulières et relativement sobres à tous les points de vue.

Son père était exempt de toute affection arthritique. Sa mère avait à l'âge de la ménopause, été atteinte de douleurs avec gouflements articulaires, occupant surtout les petites jointures des mains et de l'espèce désignée sous le nom de rhumatisme noueux ou goutteux.

A l'âge de 30 ans, M. X., déjà marié, éprouve le premier accès de goutte. L'inflammation de moyenne intensité occupe d'abord le gros

orteil droit, puis se porte sur le gros orteil gauche et atteint successi-
vement les deux genoux.

Depuis, les accès se sont répétés à intervalles très-inégaux, mais
toujours avec les mêmes caractères. Ils ont laissé une disposition va-
riqueuse des veines superficielles qui forment encore un lacis auquel
ne participent pas les grosses branches veineuses.

Le traitement, mal dirigé, encore plus mal suivi, n'a contribué
qu'à mobiliser la maladie et à compromettre la santé générale.

Pendant les rémissions des attaques, le malade est devenu sujet à
de fréquentes atteintes de céphalalgie vague ; quelques troubles gastriques sont survenus, caractérisés par l'inégalité de l'appétit, des
flatuosités gastro-intestinales, du malaise et de la lourdeur à la suite
du repas. Le caractère s'est modifié et le malade a perdu, au moins
par intervalles, cette foi en lui-même qui est le privilége des constitu-
tions vigoureuses. Il a des accès de découragement et de tristesse, des
fatigues disproportionnées avec ses occupations ; par moments, il se
sent ou se croit incapable d'une attention assidue et surtout d'une ap-
plication utile. Quelques crises de gravelle, sans coliques néphréti-
ques proprement dites, ont eu lieu. Pas d'amaigrissement, mais des
sueurs profuses provoquées par le moindre exercice et même par
l'effet d'une conversation où on aborde quelques sujets importants.

C'est peu après le premier accès de goutte que se montrèrent les
premiers symptômes de l'angine, d'abord intermittente, ou laissant
tout au moins de notables rémissions sans guérison réelle.
Peu à peu les recrudescences se sont rapprochées et le mal de gorge
a fini par être presque incessant. Le malade l'éprouvait moins vivement quand il était distrait, mais rendu à lui-même, et surtout pendant ses jours de tristesse découragée, il s'en préoccupait vivement.

La langue était constamment couverte d'un enduit épais et blanchâtre, la bouche mauvaise, la gorge sèche au point de rendre pénible l'alimentation solide, s'il ne prenait la précaution d'humecter la
bouche. La diminution de l'appétit était en rapport, quoique le malade ne s'en rendit pas compte, avec l'état de la gorge et de la langue.
Au besoin de boire plus que d'habitude pendant le repas, succéda
bientôt une soif incessante que des boissons répétées calmaient mo-
mentanément. M. X..., buvait ainsi plusieurs litres de bière, d'eau
rougie ou acidulée dans le courant de la journée ; les sueurs augmen-
taient en proportion, ainsi que les urines. Le malade fumait de plus
en plus, sachant bien, qu'en somme, il aggravait le malaise, mais

éprouvant une sorte de déviation de la douleur qui lui donnait du soulagement.

La membrane muqueuse de l'arrière-gorge était rouge violacée, rugueuse, épaissie, sillonnée par des stries longitudinales profondes. La luette énorme, vascularisée, granuleuse. Les piliers antérieurs, épais, se confondant presque avec les piliers postérieurs, à cause de l'exiguité des amygdales, formaient une ʼasse rude au toucher. De chaque côté on apercevait, en avant du pilier antérieur, une large plaque saillante, d'un rouge plus vif, plus rugueuse au contact du doigt. A l'inspection directe la gorge est sèche, mate. Si on fait parler le malade ou si on le fait lire pendant quelques minutes, la sécheresse est encore plus manifeste et la salive ne lubrifie pas les parties qu'elle recouvre seulement par places d'une couche spumeuse.

La lésion circonscrite n'a pas de propagation : pas de raucité de la voix, pas de toux, pas de surdité ni de douleurs d'oreilles, jamais de coryza sec ou humide.

Le traitement méthodique ne fut commencé que sept ans après l'invasion des premiers symptômes.

Il consista, outre les précautions hygiéniques plus générales, dans une médication topique ; des gargarismes très-doucement astringents furent administrés, en ayant soin de les répéter un grand nombre de fois chaque jour. Des injections pharyngées avec l'eau froide furent faites conformément à mes indications. Une amélioration sensible, mais lente, se produisit, et je jugeai utile d'aiguiser les gargarismes par une quantité minime de teinture de capsicum (10 gouttes pour un demi-verre d'eau).

Une circonstance toute fortuite vint alors confirmer ce que je savais déjà de la susceptibilité excessive de la gorge chez les goutteux. Par une erreur du pharmacien. au lieu de teinture, on se servit de poudre de capsicum et on diminua de beaucoup la dose de l'excipient. La poudre adhérait à la gorge et détermina une violente exacerbation qu'il fallut longtemps combattre par une médication toute délayante. Au bout de six mois, l'amélioration est telle que, n'était la longue durée de la maladie, on pourrait la considérer comme une guérison définitive; les granulations se sont effacées, la luette est diminuée de plus de moitié, quoique sa vascularisation reste excessive, les piliers ont repris leurs dimensions et leurs formes. Les contractions provoquées du pharynx sont indolentes, la déglutition se fait librement. La langue et nette, la bouche humide. La soif, et il convient de faire la part de l'habitude, n'a plus d'exigences impérieuses; il suffit, lorsqu'elle tend à reparaître à quelque degré, d'une douche froide, pour l'éteindre pendant le reste de la journée. Les urines ont repris leurs proportions normales, les sueurs bien que moindres. sont encore faciles à provoquer. J'ajouterai que, l'alimentation étant régulière, les troubles gastriques se sont atténués, et, qu'avec eux a disparu le malaise attristant qui accompagne si souvent les dyspepsies.

« Je suis entré, ajoute le professeur Lasègue, dans des détails qui je l'espère ne sembleront pas trop étendus. On y voit non-seulement un exemple d'angine, goutteuse, mais un type d'angine catharrale diffuse et chronique, avec l'exagération de quelques-unes des complications secondaires, qui, moins marquées habituellement, prennent ici une forme bien accusée qui les fixe dans la mémoire. »

OBSERVATION XVII (Personnelle).

Angine goutteuse.

V..., Dominique, âgé de 37 ans, peintre en bâtiments, né en Suisse, et domicilié à Paris, entre à l'Hôtel-Dieu, salle Sainte-Jeanne, lit n° 12, le 20 mai 1876.

Les parents du malade sont en bonne santé, V... lui-même, bien constitué présente, cependant un certain degré d'anémie professionnelle. Il a ressenti, à deux ou trois reprises, des coliques pour lesquelles on l'a soigné dans différents services de la capitale. Il n'a jamais eu de liséré caractéristique, jamais d'encéphalopathie, jamais d'arthralgie, jamais de paralysies.

A deux époques qu'il ne saurait préciser, et qui remontent à plusieurs années, il fut atteint de rhumastisme articulaire aigu localisé aux membres inférieurs.

A son entrée, le 20 mai, on constate, outre l'anémie déjà signalée, une analgésie notable des membres inférieurs.

Mais l'articulation tibio-tarsienne droite attire surtout l'attention : elle est est gonflée, un peu rouge, assez douloureuse pour que le poids des couvertures soit insupportable. Les petites articulations tarsiennes et tarso-métatarsiennes, principalement celle du gros orteil, sont également gonflées, très-sensibles. Rien dans les autres articulations La peau du malade est chaude, la température axillaire du soir, donne 38°8; le pouls, 100 pulsations.

A la base du cœur, on entend un soufle doux, au premier temps ; rien à la pointe.

Le malade tousse depuis une semaine environ ; l'expectoration est musqueuse et catarrhale ; l'auscultation pulmonaire révèle l'existence de quelques râles sibilants et ronflants disséminés dans toute l'étendue des deux poumons ; l'appétit languit ; chaque jour le malade est pris de vomissements tantôt alimentaires, tantôt bilieux. (Bicarbonate de soude. Potages glacés. Lait.)

Le 24 mai, V... accuse de vives douleurs dans la gorge. A l'examen, les piliers, le voile du palais, la luette, le fond du pharynx sont rouges, légèrement tuméfiés, couverts d'un enduit catarrahal, visqueux, blanchâtre. On retrouve les mêmes phénomènes inflammatoires dans les fosses amygdaliennes, sur les tronçons des piliers antérieurs, à la place des amygdales dont l'ablation aurait été pratiquée à l'âge de quatre ans ; les difficultés de déglution sont considérables ; la dyspnée est intense, et, pour tout dire en un mot, les phénomènes objectifs sont, par leur peu d'acuité, hors de proportion avec les violentes douleurs dont se plaint le malade.

Le 22. Un abcès de l'isthme du gosier, à gauche, est en voie de formation. Un vomitif en amène l'évacuation.

V... ressent de violentes céphalées, la nuit surtout. Il est morne, abattu, pâle et sans forces.

Les jours suivants, la température se maintient entre 38° et 39°.

Le 27 l'angine a disparu.

Le 28 l'articulation tibio-tarsienne est dégagée, mais l'appétit ne ne revient point, mais l'état général reste menaçant; les vomissements continuent incoercibles et incessants ; il survient, en outre, une rétention d'urine opiniâtre, qui nécessite de fréquents cathétérismes ; l'urine retirée contient des flots d'albumine.

Ainsi vont les choses jusqu'au 1er juin, époque à laquelle le malade est pris de délire.

A ce moment la face est pâle, bouffie, les yeux sont hagards, les conjonctions décolorées.

Le malade est dans un état semi-comateux, semi-délirant ; et, à grand peine, en tire-t-on quelques renseignements ; la langue est séche, saburrale ; les vomissements se renouvellent fréquemment, tantôt aqueux ou muqueux, tantôt verdâtres et bilieux.

Dans la journée, V... est pris d'un point de côté, au niveau du mamelon gauche ; la toux augmente ; la percussion révèle, dans le lobe supérieur du poumon gauche, surtout en arrière, une diminution de la sonorité. Dans le même point, l'auscultation accuse du souffle bronchique profond et des râles sous-crépitants.

Le 2 juin, au matin, la température axillaire atteint 37°,9 ; le soir, 39°,2.

Le 3 juin, le malade meurt.

Autopsie. — A l'autopsie, le 4 juin, on trouve :

Cavité thoracique. — Sous la plèvre gauche, un vaste épanchement purulent de couleur roussâtre, dans lequel flottent un ensemble de grumeaux et de fausses membranes de formation récente.

Le poumon gauche, refoulé en haut et en arrière, ne présente aucune adhérence ; à la coupe, il laisse écouler un sang rouge.

Le tissu pulmonaire, sans trace de pneumonie, est comprimé ; un fragment de ce tissu tombe au fond de l'eau. Sur le bord antérieur, on voit un noyau induré, calcaire.

Sous la plèvre droite, pas d'épanchement ; pas d'adhérences entre le poumon et la plèvre.

Le poumon droit, induré dans toute son étendue, se laisse facilement pénétrer par le doigt. Sa déchirure offre une surface granuleuse, moins accusée, toutefois, que dans la pneumonie fibrineuse franche. Les fragments gagnent le fond de l'eau.

Cœur. — Le cœur gauche est hypertrophié ; ses parois ont plus de deux centimètres d'épaisseur.

L'endocarde est infiltré, de couleur rouge sombre ; les muscles papillaires sont également hypertrophiés ; les valvules paraissent saines.

Rien de particulier au cœur droit.

Cavité abdominale. — Léger épanchement séreux, clair.

Le volume du foie est normal ; son tissu est sain.

La rate est petite, ferme, sans trace d'altération.

Les reins sont petits ; leur surface est parsemée de petits kystes, dont l'un, sur la face antérieure du rein gauche, atteint le volume d'une noix. La capsule se détache difficilement ; au-dessous, la surface du rein apparaît avec un aspect granité rouge et blanc. La substance corticale est réduite à une couche d'un millimètre d'épaisseur. Entre les pyramides, la substance rénale paraît profondément altérée ; elle est dure et blanchâtre. Les pyramides sont encore assez bien marquées ; mais, quand on les examine de plus près, on aperçoit de petites traînées blanchâtres d'acide urique qui les recouvrent.

Les bassinets sont surchargés de graisse.

Cavité crânienne. — Pas d'épanchement; pas d'infiltration des méninges. Le cerveau est congestionné à la surface et dans l'intérieur. La substance cérébrale est saine.

Enfin, l'orteil gauche a été désarticulé. Le cartilage articulaire présente des dépôts et des traînées blanchâtres d'acide urique.

CONCLUSIONS

1° L'observation offre souvent, en coïncidence avec une attaque de rhumatisme articulaire aigu, des angines aiguës aussi et rhumatismales.

II. L'angine se présente, sous une forme spéciale, ordinairement avant l'attaque de rhumatisme ; parfois elle débute en même temps que la fluxion articulaire.

Enfin, mais exceptionnellement, l'angine survient pendant le cours du rhumatisme, à une époque plus ou moins éloignée de son apparition.

III° L'angine rhumatismale peut se montrer isolément, sans attaque de rhumatisme.

IV° Ces angines ne sont que l'une des variétés d'expression de la diathèse, variétés si nombreuses et par le siège anatomique et par la forme morbide.

V. Il n'existe point de rapport entre l'intensité de l'angine et celle du rhumatisme qui lui succède.

II

L'angine goutteuse a de nombreux points de ressemblance avec l'angine rhumatismale, dont elle diffère par sa nature et par l'intensité plus grande des phénomènes gutturaux.

Paris. — A. PARENT, imprimeur de la Faculté de Médecine, rue M.-le-Prince, 29-31.